AF253541

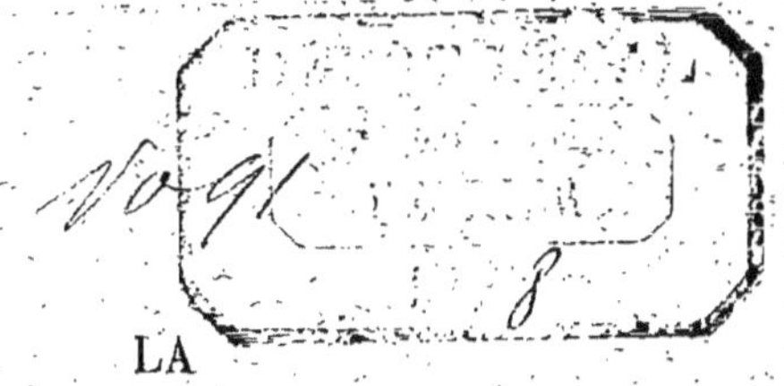

LA

PARFUMERIE

ET LES

COSMÉTIQUES

AU POINT DE VUE DE L'HYGIÈNE

PAR

Émile SERRANT

ANCIEN INTERNE DES HOPITAUX DE PARIS

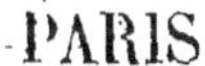

PARIS

ALPHONSE DERENNE

Boulevard Saint-Michel, 52.

1877.

LA
PARFUMERIE

ET LES

COSMÉTIQUES

AU POINT DE VUE DE L'HYGIÈNE

PAR

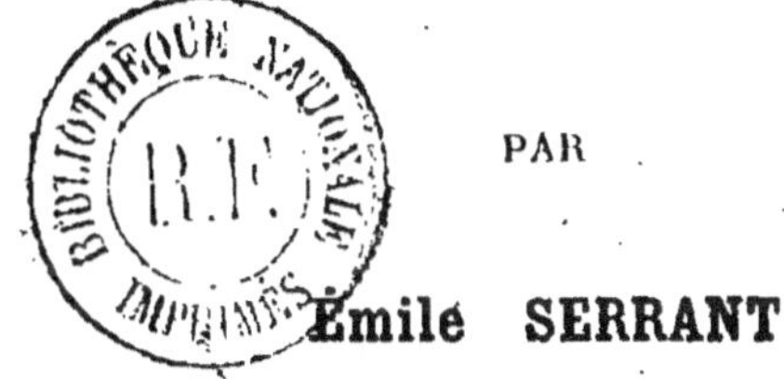

Émile SERRANT

ANCIEN INTERNE DES HOPITAUX DE PARIS

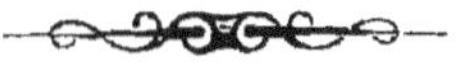

PARIS

ALPHONSE DERENNE

Boulevard Saint-Michel, 52

1877

LA

PARFUMERIE & LES COSMÉTIQUES

AU POINT DE VUE DE L'HYGIÈNE

Une foule de personnes font usage de certains cosmétiques et produits de la parfumerie, sans se douter le moins du monde de tous les dangers auxquels entraîne l'emploi de ces préparations.

Le charlatanisme les a vantés comme possédant des propriétés merveilleuses, comme devant donner à tous la jeunesse et la beauté; il n'en faut pas davantage pour séduire aussitôt bien des gens, et surtout des femmes, qui désirent (cela est pardonnable) rester toujours jeunes et belles.

L'examen de la parfumerie au point de vue de l'hygiène va nous révéler aussitôt des dangers effrayants pour la santé publique: telle est l'importance et la gravité de la question que nous aurons soin, en la traitant, de nous appuyer constamment sur les autorités les plus sérieuses et les plus incontestées.

Dans leur *Dictionnaire universel de Matière médicale*, Mérat et Delens parlent ainsi des cosmétiques:

« Les cosmétiques, disent-ils, sont destinés à donner au corps, et surtout au visage, une beauté qu'il n'a pas, à retenir ou rappeler celle qui passe ou qu'il n'a plus ; cette classe d'agents dont on avoue le moins l'usage, est une des plus recherchées... Une foule d'industriels spéculent sur cette faiblesse humaine, et offrent de toutes parts, avec une assurance cupide qui n'a d'égale dans son effronterie que la stupidité de ceux qui s'y laissent prendre, des composés ornés de noms fastueux venus de Jouvence en droite ligne.

Le *Lait virginal*, la *Crême de beauté*, l'*Eau de Ninon*, le *Trésor de la bouche*, la *Pommade des sultanes*, le *Fard d'Aspasie*, etc..., mille autres, d'une vertu plus secrète encore, vous effaceront les rides du visage, rendront votre teint fleuri comme dans cette adolescence si regrettée, vous donneront des cheveux abondants et de la couleur qui vous sera agréable, des lèvres de rose, des chairs fermes, etc.

Avec de telles ressources, on peut dire qu'on n'a pas d'âge. Mais cruel retour, ces mystérieux moyens, loin de procurer le moindre avantage durable, sont suivis de désordres pires que ceux auxquels on voulait remédier, de dupe on devient victime. »

Le docteur Trousseau a protesté aussi contre l'emploi de tous ces cosmétiques. Il signale surtout :

1° Le danger que présente l'application du *minium* ou *oxyde de plomb*, du *blanc de céruse* ou *carbonate de plomb*, du *cinabre*, appelé aussi *vermillon* ou *sulfure de mercure*, substances employées dans la fabrication de certains fards ; l'usage de ces préparations produit fatalement des coliques de plomb, des paralysies saturnines, la salivation et la cachexie mercurielles.

2° Les effets que produit l'emploi de substances vénéneuses employées pour la teinture des cheveux et de la barbe : ces effets se traduisent par des inflammations graves du cuir chevelu, de la face et des yeux, et souvent par la chute des poils.

3° Les accidents qui peuvent survenir par suite de l'application des épilatoires. Ces préparations où il entre du *sulfure d'arsenic, de la chaux vive* et d'autres substances caustiques, ont pour effet certain d'altérer la peau et de causer des effets de résorption, si la préparation est appliquée sur une grande surface.

Le docteur Tardieu, dans son *Dictionnaire d'hygiène*, parle longuement des funestes effets d'une foule de cosmétiques.

Voici comment s'exprime là-dessus le docteur Cadet de Gassicourt : « Comme rien ne flatte plus que l'art de conserver ou d'augmenter les agréments extérieurs, les charlatans se sont surtout appliqués à multiplier les cosmétiques. On ferait un volume considérable si on voulait réunir toutes les recettes de fards, d'eaux composées, de pommades pour le teint, pour les cheveux, pour les lèvres ; de pâtes et d'émulsions, de baumes, de poudres, d'opiats, d'élixirs que l'on a publiées ; la plupart de ces préparations sont sans effet, beaucoup sont dangereuses. »

On trouve dans les produits de la parfumerie toute sorte de préparations renfermant des substances évidemment toxiques : *l'arsenic, les sels de plomb, d'argent et de mercure, le sulfate de zinc ou vitriol blanc, la chaux vive, l'hypochlorite de chaux, l'acide sulfurique ou huile de vitriol, l'acide oxalique, l'émétique, le sel ammoniac, la ciguë, les cantharides, etc...*

Des substances extrêmement dangereuses sont vendues sous un faux nom séduisant, et apprêtées de façon à cacher leur véritable nature.

L'Eau de la Floride qui est, suivant le prospectus,

composée de sucs de plantes exotiques et bienfaisantes renferme, d'après les analyses qui en ont été faites plusieurs fois : de la fleur de soufre, de l'oxyde de plomb, de l'acide acétique et de l'eau de rose. Le prix de revient au fabricant est de *quarante centimes*, et le flacon coûte au public *dix francs*.

Le *Chromacome* est composé de suc de végétaux inoffensifs (d'après le prospectus) : mais l'analyse chimique y trouve en quantité considérable de l'acide pyrogallique et du nitrate d'argent.

L'*Eau de Bahama* n'est rien autre chose qu'une eau aromatisée avec de l'essence d'anis et contenant de l'acétate de plomb et du soufre.

La fameuse *Eau des Fées*, d'après plusieurs analyses scrupuleuses qui en ont été faites, correspond à la formule suivante :

Acétate de plomb.	25 grammes
Hyposulfite de soude.	100
Eau de roses	1000
Glycérine.	5

Toujours du plomb !

Les différentes lotions pour la recoloration des cheveux, connues sous les noms d'*Eau de Perse*, *Eau d'Egypte*, *Eau de Chypre*, *Eau d'Ebène*, sont de simples solutions de nitrate d'argent, à doses suffisantes pour produire les plus graves accidents tels que les érysipèles de la face et du cuir chevelu.

Cette pratique de la teinture est essentiellement mauvaise et funeste, car elle manque le but d'embellissement qu'on se propose, outre qu'elle a de sérieux inconvénients, de réels dangers.

Tout concourt, dans l'être humain, à lui donner un ensemble général harmonieux : la forme, la stature, la peau, la chevelure, la démarche. Il arrive donc forcément que, par la teinture des cheveux, il se produit une couleur anormale; l'ensemble harmonieux est détruit, et quelquefois même l'œil le moins exercé reconnaît ce détail choquant par la seule perturbation qu'il apporte dans la physionomie générale.

Mais ce sont là les inconvénients les moins sérieux résultant de l'emploi des teintures.

La plupart des teintures et des pommades à noircir, pour ne pas dire toutes, ont pour base des substances très-actives et très-vénéneuses, les sels de plomb et d'argent : on peut donc parfaitement s'expliquer leur action malfaisante, surtout si l'on songe à la facilité d'absorption que possède le cuir chevelu.

Quant aux accidents produits par les composés du plomb nous en parlerons plus loin.

Les épilatoires renferment du *mercure*, de l'*arsenic*, de la *litharge* ou *oxyde de plomb*, de la *chaux vive*, etc.

La célèbre poudre *épilatoire de Laforest* est ainsi composée :

Mercure	60 grammes.
Sulfure d'arsenic. . .	60
Litharge	30
Amidon.	30

Le *Rusma des Orientaux* ou *Rusma du Sérail* a pour base, le *sulfure d'arsenic* et la *chaux vive*.

La *Crème Parisienne* est aussi à base d'*arsenic*, de *chaux vive* et d'*orcanette*.

Par suite de l'application de ces épilatoires, il survient presque toujours des brûlures, des dartres et des érosions.

Comme exemple de ces sortes d'accidents, nous pouvons citer ici celui que relate le Dr Reveil, dans un rapport à l'Académie de médecine :

Une artiste dramatique s'était adressée à une certaine dame Chantal pour se faire enlever quelques poils follets sur les bras. Madame Chantal y appliqua une pâte épilatoire qui détermina une vive inflammation avec brûlure et pustules, et laissa des traces indélébiles. Sur la plainte de la victime, la femme Chantal fut condamnée à six jours de prison pour blessures par imprudence et à des dommages-intérêts.

Mais cela ne l'empêcha point de continuer les annonces pour ses épilatoires, qui étaient un mélange de chaux vive et de sulfure de sodium.

On pourrait citer une foule d'exemples de femmes qui, voulant faire disparaître quelques petits poils follets, s'appliquent les fameux épilatoires vantés à la quatrième page des journaux et coûtant seulement *dix francs*: il en résulte des brûlures et des cicatrices, mais dont les victimes n'osent pas se plaindre.

Les cosmétiques pour le visage renferment aussi différentes substances toxiques, et d'autres plus ou moins nuisibles.

La teinture de benjoin, qui fait la base du *Lait virginal*, sans être un poison, produit cependant des effets fâcheux, à cause du vernis résineux et imperméable dont elle couvre la peau; ce vernis devient un obstacle à l'exercice des fonctions de la peau, à la perspiration, et il peut se produire des inflammations cutanées.

L'*Émulsion de Dunan*, le *Cosmétique de Sœmerling*, sont constitués par une émulsion d'amandes amères et du *bi-chlorure de mercure*. Ce mélange produit du *cyanure de mercure*, un des plus violents poisons.

La *Crème de Psyché*, destinée à l'entretien des lèvres, contient de l'acétate de plomb, mélangé avec de l'huile et de la cire.

Le *Lait Antéphélique*, analysé avec soin, offre la composition suivante :

Bi-chlorure de mercure.....	1 gr. 075
Oxyde de plomb...........	4 010
Eau	122
Camphre et acide sulfurique.	Traces

Un grand nombre de savons sont dits être à base de suc de laitue, de thridace, de lactucarium, de guimauve, de miel, etc..., qui ne contiennent pas un atôme des substances annoncées comme faisant partie de leur composition. Mais là, il n'y a qu'un petit inconvénient.

Certains savons roses ou rouges doivent leur coloration à du *vermillon* ou *sulfure de mercure* : il en résulte un réel danger dans leur emploi.

Dans quelques savons, l'analyse a trouvé vingt pour cent de matières minérales étrangères telles que le *talc*, la *craie*, le *plâtre*.

D'autres encore sont alcalins et agissent sur la peau à la manière des caustiques.

Le savon surtout devrait être d'excellente qualité et d'une pureté irréprochable, car c'est le premier des cosmétiques et le plus utile.

Les fards ont toujours occasionné des accidents, de terribles empoisonnements, à cause des substances vénéneuses qui entrent dans leur composition, et aussi par suite de la façon dont on les emploie, en les répandant abondamment sur le visage, le cou, les épaules et les bras. Comme on le sait, l'emploi des fards est destiné à rehausser la blancheur et l'éclat du teint, à lui donner une apparence de jeunesse et de fraîcheur. Ils se vendent sous différents noms et sous des formes diverses, soit en poudre, soit en pommade ou en liquide.

La composition des fards est très-variable. A part la

poudre de riz et d'amidon, ils sont essentiellement for-
més de substances minérales.

En voici une énumération.

Les fards blancs comprennent :

1° Le *fard de talc* ou *Blanc de talc*, *Blanc de Cir-
cassie* ;

2° Le *fard de céruse* ou *Blanc de céruse*, fard commun pour le théâtre ;

3° Le fard de carbonate de plomb plus pur, appelé
aussi *Fard de blanc de Krems*, *Blanc d'argent*, *Blanc
d'albâtre* ;

4° Le fard à base de plomb, nommé *Blanc superfin
de vinaigre* ;

5° Le fard blanc de bismuth ou *Blanc de perle* ;

6° Le blanc de zinc auquel on donne encore le nom de
Blanc de fleurs de zinc, *Blanc de Thénard*.

Quant aux fards rouges, on en connaît de différentes
sortes qui sont colorés avec certaines substances.

Il y a le *rouge en poudre*, le *rouge en pommade*, le
rouge en crépons, le *rouge du Brésil pour le théâtre*,
le *rouge de théâtre fin*, le *rouge fin de carmin*, le
rouge fin de Germanie, le *rouge superfin de Chine*, etc.

Ceux des fards rouges dont la coloration est due au
carmin ou à des substances végétales ne présentent pas
grand danger dans leur emploi ; il n'en est pas de même
du fard appelé *rouge commun pour le théâtre* et de
quelques autres dont la coloration est due au *vermillon*
(*cinabre* ou *sulfure de mercure*).

Celui-là donne toujours lieu aux empoisonnements
mercuriels. Mais parmi tous les fards, ceux qu'il im-
porte de signaler sont les fards blancs composés en tota-
lité ou en partie de *carbonate de plomb* ou *blanc de céruse*. Ceux-là sont fréquemment employés, parce qu'ils
sont d'un beau blanc, onctueux et doux au toucher, et

que leur pesanteur et leur consistance en rendent l'adhésion facile et persistante : toutes ces raisons les font spécialement rechercher comme de précieux cosmétiques. Ces fards sont précisément les plus dangereux, et leur usage occasionne trop souvent de tristes accidents. Le docteur Fiévée de Jeumont a signalé autrefois, dans la *Gazette médicale de Paris* (année 1855), les déplorables effets de ces sortes de fards ; et il consignait en même temps neuf observations d'empoisonnement recueillies dans sa pratique.

Le premier exemple d'empoisonnement lui est fourni par une artiste du Théâtre-Français, madame V... Outre les symptômes ordinaires de l'empoisonnement par le plomb, la figure était devenue d'une couleur plombée, ridée, comme chagrinée et couverte de pellicules furfuracées. Il fallut, pendant quatre mois, des soins continus et intelligents, des médications énergiques et l'assistance de plusieurs médecins pour arriver enfin à triompher du mal.

Les sept observations suivantes ont rapport à des accidents analogues ; quant à la huitième, c'est un empoisonnement avec folie et paralysie finale.

Tous ces empoisonnements étaient dus à l'usage de fards à base de carbonate de plomb.

Dans une *Note sur les Cosmétiques*, par M. Chevallier, membre de l'Académie de médecine, publiée dans les *Annales d'Hygiène*, on trouve le compte rendu d'un procès intenté à deux parfumeurs, par plusieurs artistes dramatiques qui avaient été littéralement empoisonnés par l'emploi d'un fard à base de carbonate de plomb ou blanc de céruse, de nitrate et oxychlorure de bismuth.

On pourrait multiplier à l'infini les exemples d'empoisonnement par les fards.

Au mois de juin 1876, le docteur Gubler, médecin

des Hôpitaux de Paris, constatait l'empoisonnement de toute une famille, par suite de l'usage d'un fard blanc à base de plomb. Cette observation est rapportée tout au long dans le *Moniteur officiel* du 15 juin 1876.

Ces faits devraient être connus de tout le monde, surtout des artistes de théâtre que cela intéresse plus spécialement à cause de leur habitude journalière d'employer les fards blancs et rouges.

Le grand usage qu'on fait du plomb et de ses composés pour les fards et divers cosmétiques a produit une foule d'accidents et fait un nombre considérable de victimes. Le plomb, sous ses différentes formes, est un des poisons les plus funestes, parce qu'il agit sourdement, d'une manière lente et graduelle, et qu'il laisse à la longue des traces terribles, durables et profondes sur la plupart des organes.

Voici, en abrégé, quelques-uns des symptômes d'un empoisonnement par le plomb ou *empoisonnement saturnin* :

Le système nerveux, surtout la moelle épinière, est particulièrement affecté, et par suite, tous les organes sous leur dépendance. La peau devient terne et ridée, elle prend une couleur mate, plombée, une apparence chlorotique ; les fonctions de la peau ne se font plus, et les produits qui devaient être éliminés par l'exhalation cutanée sont résorbés. Une constipation opiniâtre se produit, et en même temps les coliques dites *saturnines* ; la digestion devient impossible et la nutrition est comme suspendue. Tout l'ordre physiologique est troublé, et à chaque instant on peut redouter soit des lésions organiques, soit des névroses capables de compromettre l'existence.

Enfin, on observe très-souvent la chute des dents et des cheveux, des rides sèches et profondes, le gonflement des paupières et des pellicules furfuracées sur toute la surface de la peau.

En dehors des dangers que fait courir à l'existence même l'action de ces préparations plombiques, voyons quelles altérations subissent les traits du visage et la peau, sous l'influence de ces fards destinés à l'embellissement.

Nous laissons la parole au docteur Fiévée de Jeumont : « La peau, dit-il, perd entièrement sa douceur et son éclat primitifs ; plus de fraîcheur, la beauté est à jamais passée et sans espoir de retour. Les traits s'altèrent et prennent une expression triste et soucieuse. Il y a encore de la vie dans les yeux ; mais les muscles de la face ont perdu leur contractilité, d'où cette physionomie morne et terne, où se voyaient autrefois cette mobilité et cette vivacité si remarquables.

Ce n'est pas tout ; chaque fois que la peau vient à se trouver en contact avec des gaz sulfurés, il se fait une transformation subite dans le teint. Il suffit que l'air ambiant soit momentanément rendu impur par le mélange de quelques-uns de ces gaz pour que la peau en accuse la présence par des réactions qui altèrent plus ou moins profondément le caractère naturel de la physionomie. Que de fois j'ai vu des personnes imprégnées du cosmétique noircir, brunir ou jaunir sous la seule influence d'un air impur ou d'un bain sulfureux. »

Les pommades et les crêmes, qui sont à base de corps gras, ont le plus souvent le défaut d'être rancés, et de produire ainsi à la peau de vives irritations déterminant des accidents plus ou moins graves (1).

Quelquefois elles contiennent des substances véné-

---

1. On éviterait ces inconvénients en donnant pour base à ces crêmes et pommades une substance onctueuse, ne rancissant jamais et bien supérieure aux huiles et aux graisses comme cosmétique, c'est la *Vaseline*.

neuses, telles que *l'acétate de plomb*, le *nitrate d'argent*, etc...

Les cosmétiques de la bouche sont universellement employés : contre ceux-là il y aurait aussi beaucoup à dire, car certains d'entre eux produisent des effets désastreux. Les liquides et les poudres dentifrices acides blanchissent les dents avec une étonnante rapidité, et on se félicite en voyant ce merveilleux effet, mais c'est avec la même rapidité qu'ils les font se gâter et disparaître.

Tous les dentifrices acides doivent être absolument proscrits : on ne doit employer que les dentifrices neutres ou alcalins.

Après avoir ainsi parlé des cosmétiques, nous ne pouvons mieux faire que de donner ici tout au long le passage d'un Mémoire que le docteur Réveil, professeur à la Faculté de médecine et à l'École de pharmacie, adressait à l'Académie de médecine :

« On peut remarquer dans notre législation des anomalies fâcheuses. Qu'un ouvrage, un livre, une publication quelconque soient entachés d'immoralité, que le Ministère public, surveillant actif des délits commis par la voie de la presse, découvre dans un travail de ce genre des idées, des doctrines capables de pervertir le sentiment public, et porter pour ainsi dire atteinte à la santé morale, le corps du délit est aussitôt saisi, retiré de la circulation par les moyens nombreux et puissants dont disposent les dépositaires de l'autorité, l'auteur est poursuivi, et si l'accusation est démontrée, il est sévèrement puni.

En est-il de même pour les atteintes portées à la santé des citoyens ?

Nullement... Pour que les charlatans impudents qui trompent et empoisonnent le public soient poursuivis, on attend que la victime se plaigne, c'est-à-dire que l'empoisonnement soit accompli. Est-ce que les victimes peuvent se plaindre? Est-ce qu'elles peuvent savoir au juste d'où vient le mal nouveau qu'elles ressentent? Est-ce que les effets lents mais sûrs des poisons administrés à petites doses peuvent être facilement reconnus par les crédules ignorants qui veulent teindre leurs cheveux, blanchir leur peau et regarnir leur front dénudé? Ne poursuivre ces empoisonnements que sur la plainte des empoisonnés, c'est vouloir ne les poursuivre jamais.

Et cependant, lorsqu'on lit ces annonces perfides, qu'on analyse les préparations menteuses qu'elles préconisent, il ne reste aucun doute sur leurs effets désastreux.

La science nous fournit à cet égard une certitude absolue.... Pourquoi donc alors l'État, qui est chargé de veiller à la sécurité publique, reste-t-il désarmé en présence de l'empoisonnement permanent produit par des préparations affichées sur les murs des villes et à la quatrième page des journaux? Il est évident qu'il y a à ce sujet des mesures à prendre par l'administration, en vue de la santé publique menacée. On supprime avec juste raison le poison destiné à l'âme, il faudrait aussi supprimer les poisons destinés au corps.

Ce sont ces considérations qui nous ont déterminé à appeler l'attention de l'Académie sur les cosmétiques (1). »

Malgré les efforts du Dr Réveil et ceux de l'Académie de médecine qui nomma une commission pour examiner son mémoire et le soumettre ensuite à l'autorité, il ne fut rien admis pour changer ce déplorable état de choses.

1. Le mémoire du Dr Reveil sur les cosmétiques au point de vue de l'hygiène et de la police médicale est imprimé en entier dans les Annales d'hygiène publique et de médecine légale (tome 18, page 806, juillet 1762).

On s'étonne justement de voir les parfumeurs employer dans une foule de leurs préparations des substances essentiellement vénéneuses, de véritables poisons, et vendre ces préparations sous des noms charmants qui en cachent la véritable nature ; tandis que les pharmaciens, plus instruits, plus compétents, et dont les études spéciales sont une garantie sérieuse ne peuvent délivrer ces mêmes substances sans une ordonnance de médecin, sans l'obligation de mesures sévères de précaution.

Cet abus a été signalé depuis longtemps par les hommes les plus compétents : Ménière, Trousseau, Tardieu, Chevallier, Réveil, Lévy, Gubler, etc.

En attendant qu'on change ces conditions, ce qu'il y a de mieux à faire pour le public, c'est de se défier de tous les cosmétiques charlatanesques, dont on ne connaît point la véritable nature, d'employer seulement ceux dont on est parfaitement sûr, ceux enfin dont une saine hygiène garantit l'efficacité ou tout au moins l'innocuité.

Imp. A. DERENNE, Mayenne. — Paris boulevard Saint-Michel, 52.

Imp. A. DERENNE, Mayenne. — Paris, boul. Saint-Michel, 52.

www.ingramcontent.com/pod-product-compliance
Lightning Source LLC
Chambersburg PA
CBHW051434060726
47596CB00006B/2491